I0056729

Baby Name

Number and Address

Number in case of emergency

Date:

Feed:

Time	Food	Amount

Activities:

Diapers:

Time	Pee	Poop
____	⬡	◯
____	⬡	◯
____	⬡	◯
____	⬡	◯
____	⬡	◯
____	⬡	◯
____	⬡	◯
____	⬡	◯
____	⬡	◯
____	⬡	◯
____	⬡	◯

Notes

_____
_____
_____

Sleep:

Total Time	From	To

_____
_____
_____
_____
_____
_____
_____
_____

Shopping List:

Date:

Feed:

Time	Food	Amount

Activities:

Diapers:

Time	Pee	Poop
	⬡	◯
	⬡	◯
	⬡	◯
	⬡	◯
	⬡	◯
	⬡	◯
	⬡	◯
	⬡	◯
	⬡	◯
	⬡	◯

Notes

Sleep:

Total Time	From	To

Shopping List:

Date:

Feed:

Time	Food	Amount

Activities:

Diapers:

Time	Pee	Poop
_____	⬡	◯
_____	⬡	◯
_____	⬡	◯
_____	⬡	◯
_____	⬡	◯
_____	⬡	◯
_____	⬡	◯
_____	⬡	◯
_____	⬡	◯
_____	⬡	◯
_____	⬡	◯

Notes

_____

_____

_____

_____

_____

_____

_____

Sleep:

Total Time	From	To

Shopping List:

Date:

Feed:

Time	Food	Amount

Activities:

Diapers:

Time	Pee	Poop

Notes

Sleep:

Total Time	From	To

Shopping List:

Date:

Feed:

Time	Food	Amount

Activities:

Diapers:

Time	Pee	Poop
_____	⬡	◯
_____	⬡	◯
_____	⬡	◯
_____	⬡	◯
_____	⬡	◯
_____	⬡	◯
_____	⬡	◯
_____	⬡	◯
_____	⬡	◯
_____	⬡	◯
_____	⬡	◯

Notes
_____
_____
_____
_____

Sleep:

Total Time	From	To

_____
_____
_____
_____
_____
_____

Shopping List:

Date:

Feed:

Time	Food	Amount

Activities:

Diapers:

Time	Pee	Poop
_____	⬡	◯
_____	⬡	◯
_____	⬡	◯
_____	⬡	◯
_____	⬡	◯
_____	⬡	◯
_____	⬡	◯
_____	⬡	◯
_____	⬡	◯
_____	⬡	◯

Notes

_____
_____
_____

Sleep:

Total Time	From	To

_____
_____
_____
_____
_____
_____
_____

Shopping List:

Date:

Feed:

Time	Food	Amount

Activities:

Diapers:

Time	Pee	Poop

Notes

Sleep:

Total Time	From	To

Shopping List:

Date:

Feed:

Time	Food	Amount

Activities:

Diapers:

Time	Pee	Poop
_____	⬡	○
_____	⬡	○
_____	⬡	○
_____	⬡	○
_____	⬡	○
_____	⬡	○
_____	⬡	○
_____	⬡	○
_____	⬡	○
_____	⬡	○
_____	⬡	○

Notes

_____
_____
_____

Sleep:

Total Time	From	To

_____
_____
_____
_____
_____
_____

Shopping List:

Date:

Feed:

Time	Food	Amount

Activities:

Diapers:

Time	Pee	Poop
____	⬡	◯
____	⬡	◯
____	⬡	◯
____	⬡	◯
____	⬡	◯
____	⬡	◯
____	⬡	◯
____	⬡	◯
____	⬡	◯
____	⬡	◯
____	⬡	◯

Notes

_____
_____
_____

Sleep:

Total Time	From	To

_____
_____
_____
_____
_____
_____
_____

Shopping List:

Date:

Feed:

Time	Food	Amount

Activities:

Diapers:

Time	Pee	Poop

Notes

Sleep:

Total Time	From	To

Shopping List:

Date:

Feed:

Time	Food	Amount

Sleep:

Total Time	From	To

Activities:

Diapers:

Time	Pee	Poop
____	⬡	◯
____	⬡	◯
____	⬡	◯
____	⬡	◯
____	⬡	◯
____	⬡	◯
____	⬡	◯
____	⬡	◯
____	⬡	◯
____	⬡	◯
____	⬡	◯

Notes

Shopping List:

Date:

Feed:

Time	Food	Amount

Activities:

Diapers:

Time	Pee	Poop
_____	⬡	◯
_____	⬡	◯
_____	⬡	◯
_____	⬡	◯
_____	⬡	◯
_____	⬡	◯
_____	⬡	◯
_____	⬡	◯
_____	⬡	◯
_____	⬡	◯

Notes

_____
_____
_____

Sleep:

Total Time	From	To

_____
_____
_____
_____
_____
_____
_____

Shopping List:

Date:

Feed:

Time	Food	Amount

Sleep:

Total Time	From	To

Activities:

Diapers:

Time	Pee	Poop

Notes

Shopping List:

Date:

Feed:

Time	Food	Amount

Activities:

Diapers:

Time	Pee	Poop
_____	⬡	◯
_____	⬡	◯
_____	⬡	◯
_____	⬡	◯
_____	⬡	◯
_____	⬡	◯
_____	⬡	◯
_____	⬡	◯
_____	⬡	◯
_____	⬡	◯
_____	⬡	◯

Notes

Sleep:

Total Time	From	To

Shopping List:

Date:

Feed:

Time	Food	Amount

Activities:

Diapers:

Time	Pee	Poop
_____	⬡	◯
_____	⬡	◯
_____	⬡	◯
_____	⬡	◯
_____	⬡	◯
_____	⬡	◯
_____	⬡	◯
_____	⬡	◯
_____	⬡	◯
_____	⬡	◯
_____	⬡	◯

Notes

_____
_____
_____

Sleep:

Total Time	From	To

_____
_____
_____
_____
_____
_____
_____

Shopping List:

Date:

Feed:

Time	Food	Amount

Activities:

Diapers:

Time	Pee	Poop

Notes

_____
_____
_____
_____
_____
_____
_____
_____
_____

Sleep:

Total Time	From	To

Shopping List:

Date:

Feed:

Time	Food	Amount

Activities:

Diapers:

Time	Pee	Poop
_____	⬡	◯
_____	⬡	◯
_____	⬡	◯
_____	⬡	◯
_____	⬡	◯
_____	⬡	◯
_____	⬡	◯
_____	⬡	◯
_____	⬡	◯
_____	⬡	◯
_____	⬡	◯

Notes

_____
_____
_____
_____

Sleep:

Total Time	From	To

_____
_____
_____
_____
_____
_____
_____

Shopping List:

Date:

Feed:

Time	Food	Amount

Activities:

Diapers:

Time	Pee	Poop

Notes

Sleep:

Total Time	From	To

Shopping List:

Date:

Feed:

Time	Food	Amount

Activities:

Diapers:

Time	Pee	Poop
_____	⬡	◯
_____	⬡	◯
_____	⬡	◯
_____	⬡	◯
_____	⬡	◯
_____	⬡	◯
_____	⬡	◯
_____	⬡	◯
_____	⬡	◯
_____	⬡	◯
_____	⬡	◯

Notes

_____

Sleep:

Total Time	From	To

_____
_____
_____
_____
_____
_____

Shopping List:

Date:

Feed:

Time	Food	Amount

Activities:

Diapers:

Time	Pee	Poop

Notes

Sleep:

Total Time	From	To

Shopping List:

Date:	

Feed:

Time	Food	Amount

Activities:

Diapers:

Time	Pee	Poop
_____	⬡	◯
_____	⬡	◯
_____	⬡	◯
_____	⬡	◯
_____	⬡	◯
_____	⬡	◯
_____	⬡	◯
_____	⬡	◯
_____	⬡	◯
_____	⬡	◯
_____	⬡	◯

Notes

_____
_____
_____
_____
_____
_____
_____
_____
_____

Sleep:

Total Time	From	To

Shopping List:

Date:

Feed:

Time	Food	Amount

Activities:

Diapers:

Time	Pee	Poop

Notes

Sleep:

Total Time	From	To

Shopping List:

Date:

Feed:

Time	Food	Amount

Activities:

Diapers:

Time	Pee	Poop

Notes

Sleep:

Total Time	From	To

Shopping List:

Date:

Feed:

Time	Food	Amount

Activities:

Diapers:

Time	Pee	Poop

Notes

Sleep:

Total Time	From	To

Shopping List:

Date:

Feed:

Time	Food	Amount

Activities:

Diapers:

Time	Pee	Poop
_____	⬡	◯
_____	⬡	◯
_____	⬡	◯
_____	⬡	◯
_____	⬡	◯
_____	⬡	◯
_____	⬡	◯
_____	⬡	◯
_____	⬡	◯
_____	⬡	◯
_____	⬡	◯

Notes

Sleep:

Total Time	From	To

Shopping List:

Date:

Feed:

Time	Food	Amount

Activities:

Diapers:

Time	Pee	Poop
	⬡	◯
	⬡	◯
	⬡	◯
	⬡	◯
	⬡	◯
	⬡	◯
	⬡	◯
	⬡	◯
	⬡	◯
	⬡	◯

Notes

Sleep:

Total Time	From	To

Shopping List:

Date:

Feed:

Time	Food	Amount

Activities:

Diapers:

Time	Pee	Poop
_____	⬡	◯
_____	⬡	◯
_____	⬡	◯
_____	⬡	◯
_____	⬡	◯
_____	⬡	◯
_____	⬡	◯
_____	⬡	◯
_____	⬡	◯
_____	⬡	◯
_____	⬡	◯

Notes

_____

Sleep:

Total Time	From	To

_____
_____
_____
_____
_____
_____

Shopping List:

Date:

Feed:

Time	Food	Amount

Activities:

Diapers:

Time	Pee	Poop
_____	⬡	◯
_____	⬡	◯
_____	⬡	◯
_____	⬡	◯
_____	⬡	◯
_____	⬡	◯
_____	⬡	◯
_____	⬡	◯
_____	⬡	◯

Notes
_____
_____
_____

Sleep:

Total Time	From	To

_____
_____
_____
_____
_____
_____

Shopping List:

Date:

Feed:

Time	Food	Amount

Activities:

Diapers:

Time	Pee	Poop

Notes

Sleep:

Total Time	From	To

Shopping List:

Date:

Feed:

Time	Food	Amount

Activities:

Diapers:

Time	Pee	Poop

Notes

Sleep:

Total Time	From	To

Shopping List:

Date:

Feed:

Time	Food	Amount

Activities:

Diapers:

Time	Pee	Poop
____	⬡	◯
____	⬡	◯
____	⬡	◯
____	⬡	◯
____	⬡	◯
____	⬡	◯
____	⬡	◯
____	⬡	◯
____	⬡	◯
____	⬡	◯
____	⬡	◯

Notes

_____
_____

Sleep:

Total Time	From	To

_____
_____
_____
_____
_____
_____
_____

Shopping List:

Date:

Feed:

Time	Food	Amount

Activities:

Diapers:

Time	Pee	Poop
_____	⬡	◯
_____	⬡	◯
_____	⬡	◯
_____	⬡	◯
_____	⬡	◯
_____	⬡	◯
_____	⬡	◯
_____	⬡	◯
_____	⬡	◯
_____	⬡	◯

Notes

_____
_____
_____

Sleep:

Total Time	From	To

_____
_____
_____
_____
_____
_____
_____

Shopping List:

Date:

Feed:

Time	Food	Amount

Activities:

Diapers:

Time	Pee	Poop

Notes

Sleep:

Total Time	From	To

Shopping List:

Date:

Feed:

Time	Food	Amount

Activities:

Diapers:

Time	Pee	Poop
	⬡	○
	⬡	○
	⬡	○
	⬡	○
	⬡	○
	⬡	○
	⬡	○
	⬡	○
	⬡	○
	⬡	○

Notes

Sleep:

Total Time	From	To

Shopping List:

Date:

Feed:

Time	Food	Amount

Activities:

Diapers:

Time	Pee	Poop
_____	⬡	◯
_____	⬡	◯
_____	⬡	◯
_____	⬡	◯
_____	⬡	◯
_____	⬡	◯
_____	⬡	◯
_____	⬡	◯
_____	⬡	◯
_____	⬡	◯
_____	⬡	◯

Notes

Sleep:

Total Time	From	To

Shopping List:

Date:

Feed:

Time	Food	Amount

Activities:

Diapers:

Time	Pee	Poop
_____	⬡	◯
_____	⬡	◯
_____	⬡	◯
_____	⬡	◯
_____	⬡	◯
_____	⬡	◯
_____	⬡	◯
_____	⬡	◯
_____	⬡	◯
_____	⬡	◯

Notes

_____
_____
_____

Sleep:

Total Time	From	To

_____
_____
_____
_____
_____
_____
_____

Shopping List:

Date:

Feed:

Time	Food	Amount

Activities:

Diapers:

Time	Pee	Poop
_____	⬡	◯
_____	⬡	◯
_____	⬡	◯
_____	⬡	◯
_____	⬡	◯
_____	⬡	◯
_____	⬡	◯
_____	⬡	◯
_____	⬡	◯
_____	⬡	◯
_____	⬡	◯

Notes

_____
_____
_____
_____
_____
_____
_____
_____
_____
_____

Sleep:

Total Time	From	To

Shopping List:

Date:

Feed:

Time	Food	Amount

Activities:

Diapers:

Time	Pee	Poop
_____	⬡	◯
_____	⬡	◯
_____	⬡	◯
_____	⬡	◯
_____	⬡	◯
_____	⬡	◯
_____	⬡	◯
_____	⬡	◯
_____	⬡	◯
_____	⬡	◯

Notes

Sleep:

Total Time	From	To

Shopping List:

Date:

Feed:

Time	Food	Amount

Activities:

Diapers:

Time	Pee	Poop
_____	⬡	◯
_____	⬡	◯
_____	⬡	◯
_____	⬡	◯
_____	⬡	◯
_____	⬡	◯
_____	⬡	◯
_____	⬡	◯
_____	⬡	◯
_____	⬡	◯

Notes

Sleep:

Total Time	From	To

Shopping List:

Date:

Feed:

Time	Food	Amount

Activities:

Diapers:

Time	Pee	Poop
	⬡	◯
	⬡	◯
	⬡	◯
	⬡	◯
	⬡	◯
	⬡	◯
	⬡	◯
	⬡	◯
	⬡	◯
	⬡	◯

Notes

Sleep:

Total Time	From	To

Shopping List:

Date:

Feed:

Time	Food	Amount

Activities:

Diapers:

Time	Pee	Poop

Notes

Sleep:

Total Time	From	To

Shopping List:

Date:

Feed:

Time	Food	Amount

Activities:

Diapers:

Time	Pee	Poop
	⬡	◯
	⬡	◯
	⬡	◯
	⬡	◯
	⬡	◯
	⬡	◯
	⬡	◯
	⬡	◯
	⬡	◯
	⬡	◯

Notes

Sleep:

Total Time	From	To

Shopping List:

Date:

Feed:

Time	Food	Amount

Activities:

Diapers:

Time	Pee	Poop
	⬡	◯
	⬡	◯
	⬡	◯
	⬡	◯
	⬡	◯
	⬡	◯
	⬡	◯
	⬡	◯
	⬡	◯
	⬡	◯
	⬡	◯

Notes

Sleep:

Total Time	From	To

Shopping List:

Date:

Feed:

Time	Food	Amount

Activities:

Diapers:

Time	Pee	Poop

Notes

_____
_____
_____
_____
_____
_____
_____
_____
_____

Sleep:

Total Time	From	To

Shopping List:

Date:

Feed:

Time	Food	Amount

Activities:

Diapers:

Time	Pee	Poop
	⬡	◯
	⬡	◯
	⬡	◯
	⬡	◯
	⬡	◯
	⬡	◯
	⬡	◯
	⬡	◯
	⬡	◯
	⬡	◯
	⬡	◯

Notes

Sleep:

Total Time	From	To

Shopping List:

Date:

Feed:

Time	Food	Amount

Activities:

Diapers:

Time	Pee	Poop
	⬡	◯
	⬡	◯
	⬡	◯
	⬡	◯
	⬡	◯
	⬡	◯
	⬡	◯
	⬡	◯
	⬡	◯
	⬡	◯

Notes

Sleep:

Total Time	From	To

Shopping List:

Date:

Feed:

Time	Food	Amount

Activities:

Diapers:

Time	Pee	Poop
	⬡	◯
	⬡	◯
	⬡	◯
	⬡	◯
	⬡	◯
	⬡	◯
	⬡	◯
	⬡	◯
	⬡	◯
	⬡	◯
	⬡	◯

Notes

Sleep:

Total Time	From	To

Shopping List:

Date:

Feed:

Time	Food	Amount

Activities:

Diapers:

Time	Pee	Poop

Notes

Sleep:

Total Time	From	To

Shopping List:

Date:

Feed:

Time	Food	Amount

Activities:

Diapers:

Time	Pee	Poop
____	⬡	◯
____	⬡	◯
____	⬡	◯
____	⬡	◯
____	⬡	◯
____	⬡	◯
____	⬡	◯
____	⬡	◯
____	⬡	◯
____	⬡	◯
____	⬡	◯

Notes

Sleep:

Total Time	From	To

Shopping List:

Date:

Feed:

Time	Food	Amount

Activities:

Diapers:

Time	Pee	Poop
	⬡	◯
	⬡	◯
	⬡	◯
	⬡	◯
	⬡	◯
	⬡	◯
	⬡	◯
	⬡	◯
	⬡	◯
	⬡	◯
	⬡	◯

Notes

Sleep:

Total Time	From	To

Shopping List:

Date:

Feed:

Time	Food	Amount

Activities:

Diapers:

Time	Pee	Poop
_____	⬡	◯
_____	⬡	◯
_____	⬡	◯
_____	⬡	◯
_____	⬡	◯
_____	⬡	◯
_____	⬡	◯
_____	⬡	◯
_____	⬡	◯
_____	⬡	◯
_____	⬡	◯

Notes

_____
_____
_____

Sleep:

Total Time	From	To

_____
_____
_____
_____
_____
_____

Shopping List:

Date:

Feed:

Time	Food	Amount

Activities:

Diapers:

Time	Pee	Poop
_____	⬡	◯
_____	⬡	◯
_____	⬡	◯
_____	⬡	◯
_____	⬡	◯
_____	⬡	◯
_____	⬡	◯
_____	⬡	◯
_____	⬡	◯
_____	⬡	◯

Notes

_____
_____
_____

Sleep:

Total Time	From	To

_____
_____
_____
_____
_____
_____
_____

Shopping List:

Date:

Feed:

Time	Food	Amount

Activities:

Diapers:

Time	Pee	Poop
_____	⬡	◯
_____	◯	◯
_____	◯	◯
_____	◯	◯
_____	◯	◯
_____	⬡	◯
_____	⬡	◯
_____	◯	◯
_____	◯	◯
_____	◯	◯
_____	⬡	◯

Notes

_____
_____
_____

Sleep:

Total Time	From	To

_____
_____
_____
_____
_____
_____
_____

Shopping List:

Date:

Feed:

Time	Food	Amount

Activities:

Diapers:

Time	Pee	Poop
_____	⬡	◯
_____	⬡	◯
_____	⬡	◯
_____	⬡	◯
_____	⬡	◯
_____	⬡	◯
_____	⬡	◯
_____	⬡	◯
_____	⬡	◯
_____	⬡	◯

Notes

_____

_____

_____

Sleep:

Total Time	From	To

_____

_____

_____

_____

_____

_____

_____

Shopping List:

Date:

Feed:

Time	Food	Amount

Activities:

Diapers:

Time	Pee	Poop
____	⬡	○
____	⬡	○
____	⬡	○
____	⬡	○
____	⬡	○
____	⬡	○
____	⬡	○
____	⬡	○
____	⬡	○
____	⬡	○
____	⬡	○

Notes

_____
_____
_____

Sleep:

Total Time	From	To

_____
_____
_____
_____
_____
_____
_____
_____

Shopping List:

Date:

Feed:

Time	Food	Amount

Activities:

Diapers:

Time	Pee	Poop
_____	⬡	◯
_____	⬡	◯
_____	⬡	◯
_____	⬡	◯
_____	⬡	◯
_____	⬡	◯
_____	⬡	◯
_____	⬡	◯
_____	⬡	◯
_____	⬡	◯

Notes

_____
_____
_____

Sleep:

Total Time	From	To

_____
_____
_____
_____
_____
_____
_____

Shopping List:

Date:

Feed:

Time	Food	Amount

Activities:

Diapers:

Time	Pee	Poop
	⬡	◯
	⬡	◯
	⬡	◯
	⬡	◯
	⬡	◯
	⬡	◯
	⬡	◯
	⬡	◯
	⬡	◯
	⬡	◯
	⬡	◯

Notes

Sleep:

Total Time	From	To

Shopping List:

Date:

Feed:

Time	Food	Amount

Activities:

Diapers:

Time	Pee	Poop

Notes

Sleep:

Total Time	From	To

Shopping List:

Date:

Feed:

Time	Food	Amount

Activities:

Diapers:

Time	Pee	Poop
	⬡	◯
	⬡	◯
	⬡	◯
	⬡	◯
	⬡	◯
	⬡	◯
	⬡	◯
	⬡	◯
	⬡	◯
	⬡	◯
	⬡	◯

Notes

Sleep:

Total Time	From	To

Shopping List:

Date:

Feed:

Time	Food	Amount

Activities:

Diapers:

Time	Pee	Poop

Notes

_____
_____
_____
_____
_____
_____
_____
_____
_____
_____
_____

Sleep:

Total Time	From	To

Shopping List:

Date:	

Feed:

Time	Food	Amount

Activities:

Diapers:

Time	Pee	Poop
_____	⬡	◯
_____	⬡	◯
_____	⬡	◯
_____	⬡	◯
_____	⬡	◯
_____	⬡	◯
_____	⬡	◯
_____	⬡	◯
_____	⬡	◯
_____	⬡	◯
_____	⬡	◯

Notes

_____
_____
_____
_____
_____
_____
_____
_____
_____
_____

Sleep:

Total Time	From	To

Shopping List:

Date:

Feed:

Time	Food	Amount

Activities:

Diapers:

Time	Pee	Poop
	⬡	◯
	⬡	◯
	⬡	◯
	⬡	◯
	⬡	◯
	⬡	◯
	⬡	◯
	⬡	◯
	⬡	◯
	⬡	◯

Notes

Sleep:

Total Time	From	To

Shopping List:

Date:

Feed:

Time	Food	Amount

Activities:

Diapers:

Time	Pee	Poop
_____	⬡	◯
_____	⬡	◯
_____	⬡	◯
_____	⬡	◯
_____	⬡	◯
_____	⬡	◯
_____	⬡	◯
_____	⬡	◯
_____	⬡	◯
_____	⬡	◯
_____	⬡	◯

Notes

Sleep:

Total Time	From	To

Shopping List:

Date:

Feed:

Time	Food	Amount

Activities:

Diapers:

Time	Pee	Poop
____	⬡	◯
____	⬡	◯
____	⬡	◯
____	⬡	◯
____	⬡	◯
____	⬡	◯
____	⬡	◯
____	⬡	◯
____	⬡	◯

Notes

Sleep:

Total Time	From	To

Shopping List:

Date:

Feed:

Time	Food	Amount

Activities:

Diapers:

Time	Pee	Poop
_____	⬡	◯
_____	⬡	◯
_____	⬡	◯
_____	⬡	◯
_____	⬡	◯
_____	⬡	◯
_____	⬡	◯
_____	⬡	◯
_____	⬡	◯
_____	⬡	◯
_____	⬡	◯

Notes

_____
_____
_____

Sleep:

Total Time	From	To

_____
_____
_____
_____
_____
_____
_____

Shopping List:

Date:

Feed:

Time	Food	Amount

Activities:

Diapers:

Time	Pee	Poop

Notes

Sleep:

Total Time	From	To

Shopping List:

Date:

Feed:

Time	Food	Amount

Activities:

Diapers:

Time	Pee	Poop
_____	⬡	◯
_____	⬡	◯
_____	⬡	◯
_____	⬡	◯
_____	⬡	◯
_____	⬡	◯
_____	⬡	◯
_____	⬡	◯
_____	⬡	◯
_____	⬡	◯
_____	⬡	◯

Notes

_____
_____
_____

Sleep:

Total Time	From	To

_____
_____
_____
_____
_____
_____
_____

Shopping List:

Date:

Feed:

Time	Food	Amount

Activities:

Diapers:

Time	Pee	Poop
_____	⬡	◯
_____	⬡	◯
_____	⬡	◯
_____	⬡	◯
_____	⬡	◯
_____	⬡	◯
_____	⬡	◯
_____	⬡	◯
_____	⬡	◯
_____	⬡	◯

Notes

_____
_____
_____
_____

Sleep:

Total Time	From	To

_____
_____
_____
_____
_____
_____
_____

Shopping List:

Date:

Feed:

Time	Food	Amount

Activities:

Diapers:

Time	Pee	Poop
_____	⬡	◯
_____	⬡	◯
_____	⬡	◯
_____	⬡	◯
_____	⬡	◯
_____	⬡	◯
_____	⬡	◯
_____	⬡	◯
_____	⬡	◯
_____	⬡	◯
_____	⬡	◯

Notes
_____
_____
_____

Sleep:

Total Time	From	To

_____
_____
_____
_____
_____
_____
_____

Shopping List:

Date:

Feed:

Time	Food	Amount

Activities:

Diapers:

Time	Pee	Poop
_____	⬡	◯
_____	⬡	◯
_____	⬡	◯
_____	⬡	◯
_____	⬡	◯
_____	⬡	◯
_____	⬡	◯
_____	⬡	◯
_____	⬡	◯
_____	⬡	◯
_____	⬡	◯

Notes

Sleep:

Total Time	From	To

Shopping List:

Date:

Feed:

Time	Food	Amount

Activities:

Diapers:

Time	Pee	Poop
____	⬡	◯
____	⬡	◯
____	⬡	◯
____	⬡	◯
____	⬡	◯
____	⬡	◯
____	⬡	◯
____	⬡	◯
____	⬡	◯
____	⬡	◯
____	⬡	◯

Notes

_____
_____

Sleep:

Total Time	From	To

_____
_____
_____
_____
_____
_____

Shopping List:

Date:

Feed:

Time	Food	Amount

Activities:

Diapers:

Time	Pee Poop
_____	⬡ ◯
_____	⬡ ◯
_____	⬡ ◯
_____	⬡ ◯
_____	⬡ ◯
_____	⬡ ◯
_____	⬡ ◯
_____	⬡ ◯
_____	⬡ ◯
_____	⬡ ◯

Notes

Sleep:

Total Time	From	To

Shopping List:

Date:

Feed:

Time	Food	Amount

Activities:

Diapers:

Time	Pee	Poop

Notes

Sleep:

Total Time	From	To

Shopping List:

Date:

Feed:

Time	Food	Amount

Activities:

Diapers:

Time	Pee	Poop

Notes

Sleep:

Total Time	From	To

Shopping List:

Date:

Feed:

Time	Food	Amount

Activities:

Diapers:

Time	Pee	Poop

Notes

Sleep:

Total Time	From	To

Shopping List:

Date:

Feed:

Time	Food	Amount

Activities:

Diapers:

Time	Pee	Poop
_____	⬡	◯
_____	⬡	◯
_____	⬡	◯
_____	⬡	◯
_____	⬡	◯
_____	⬡	◯
_____	⬡	◯
_____	⬡	◯
_____	⬡	◯
_____	⬡	◯

Notes

_____
_____

Sleep:

Total Time	From	To

_____
_____
_____
_____
_____
_____
_____

Shopping List:

Date:		

Feed:

Time	Food	Amount

Activities:

Diapers:

Time	Pee	Poop

Notes

Sleep:

Total Time	From	To

Shopping List:

Date:

Feed:

Time	Food	Amount

Activities:

Diapers:

Time	Pee	Poop
	⬡	◯
	⬡	◯
	⬡	◯
	⬡	◯
	⬡	◯
	⬡	◯
	⬡	◯
	⬡	◯
	⬡	◯
	⬡	◯

Notes

Sleep:

Total Time	From	To

Shopping List:

Date:

Feed:

Time	Food	Amount

Activities:

Diapers:

Time	Pee	Poop
____	⬡	◯
____	⬡	◯
____	⬡	◯
____	⬡	◯
____	⬡	◯
____	⬡	◯
____	⬡	◯
____	⬡	◯
____	⬡	◯
____	⬡	◯
____	⬡	◯

Notes

_____
_____
_____

Sleep:

Total Time	From	To

_____
_____
_____
_____
_____
_____
_____

Shopping List:

Date:

Feed:

Time	Food	Amount

Activities:

Diapers:

Time	Pee	Poop

Notes

Sleep:

Total Time	From	To

Shopping List:

Date:

Feed:

Time	Food	Amount

Activities:

Diapers:

Time	Pee	Poop
_____	⬡	◯
_____	⬡	◯
_____	⬡	◯
_____	⬡	◯
_____	⬡	◯
_____	⬡	◯
_____	⬡	◯
_____	⬡	◯
_____	⬡	◯
_____	⬡	◯
_____	⬡	◯

Notes
_____
_____
_____

_____
_____
_____
_____
_____
_____
_____
_____

Sleep:

Total Time	From	To

Shopping List:

Date:

Feed:

Time	Food	Amount

Activities:

Diapers:

Time	Pee	Poop

Notes

Sleep:

Total Time	From	To

Shopping List:

Date:

Feed:

Time	Food	Amount

Activities:

Diapers:

Time	Pee	Poop
_____	⬡	◯
_____	⬡	◯
_____	⬡	◯
_____	⬡	◯
_____	⬡	◯
_____	⬡	◯
_____	⬡	◯
_____	⬡	◯
_____	⬡	◯
_____	⬡	◯
_____	⬡	◯

Notes

_____
_____

Sleep:

Total Time	From	To

_____
_____
_____
_____
_____
_____

Shopping List:

Date:

Feed:

Time	Food	Amount

Activities:

Diapers:

Time	Pee	Poop

Notes

Sleep:

Total Time	From	To

Shopping List:

Date:

Feed:

Time	Food	Amount

Activities:

Diapers:

Time	Pee	Poop

Notes

Sleep:

Total Time	From	To

Shopping List:

Date:

Feed:

Time	Food	Amount

Activities:

Diapers:

Time	Pee Poop
____	⬡ ◯
____	⬡ ◯
____	⬡ ◯
____	⬡ ◯
____	⬡ ◯
____	⬡ ◯
____	⬡ ◯
____	⬡ ◯
____	⬡ ◯
____	⬡ ◯
____	⬡ ◯

Notes

Sleep:

Total Time	From	To

Shopping List:

Date:

Feed:

Time	Food	Amount

Activities:

Diapers:

Time	Pee	Poop
_____	⬡	◯
_____	⬡	◯
_____	⬡	◯
_____	⬡	◯
_____	⬡	◯
_____	⬡	◯
_____	⬡	◯
_____	⬡	◯
_____	⬡	◯
_____	⬡	◯

Notes

_____
_____

Sleep:

Total Time	From	To

_____
_____
_____
_____
_____

Shopping List:

Date:

Feed:

Time	Food	Amount

Activities:

Diapers:

Time	Pee	Poop
____	⬡	◯
____	⬡	◯
____	⬡	◯
____	⬡	◯
____	⬡	◯
____	⬡	◯
____	⬡	◯
____	⬡	◯
____	⬡	◯
____	⬡	◯

Notes

Sleep:

Total Time	From	To

Shopping List:

Date:

Feed:

Time	Food	Amount

Activities:

Diapers:

Time	Pee	Poop
_____	⬡	○
_____	⬡	○
_____	⬡	○
_____	⬡	○
_____	⬡	○
_____	⬡	○
_____	⬡	○
_____	⬡	○
_____	⬡	○
_____	⬡	○
_____	⬡	○

Notes

Sleep:

Total Time	From	To

Shopping List:

Date:

Feed:

Time	Food	Amount

Activities:

Diapers:

Time	Pee	Poop
_____	⬡	◯
_____	⬡	◯
_____	⬡	◯
_____	⬡	◯
_____	⬡	◯
_____	⬡	◯
_____	⬡	◯
_____	⬡	◯
_____	⬡	◯
_____	⬡	◯
_____	⬡	◯

Notes

Sleep:

Total Time	From	To

Shopping List:

Date:

Feed:

Time	Food	Amount

Activities:

Diapers:

Time	Pee	Poop
_____	⬡	◯
_____	⬡	◯
_____	⬡	◯
_____	⬡	◯
_____	⬡	◯
_____	⬡	◯
_____	⬡	◯
_____	⬡	◯
_____	⬡	◯
_____	⬡	◯
_____	⬡	◯

Notes

_____
_____
_____

Sleep:

Total Time	From	To

_____
_____
_____
_____
_____
_____

Shopping List:

Date:

Feed:

Time	Food	Amount

Activities:

Diapers:

Time	Pee	Poop
____	⬡	◯
____	⬡	◯
____	⬡	◯
____	⬡	◯
____	⬡	◯
____	⬡	◯
____	⬡	◯
____	⬡	◯
____	⬡	◯
____	⬡	◯

Notes

Sleep:

Total Time	From	To

Shopping List:

Date:

Feed:

Time	Food	Amount

Activities:

Diapers:

Time	Pee	Poop
____	⬡	◯
____	⬡	◯
____	⬡	◯
____	⬡	◯
____	⬡	◯
____	⬡	◯
____	⬡	◯
____	⬡	◯
____	⬡	◯
____	⬡	◯
____	⬡	◯

Notes

_____
_____
_____

Sleep:

Total Time	From	To

_____
_____
_____
_____
_____
_____

Shopping List:

Thank you!

WE ARE GLAD THAT YOU PURCHASED OUR
BOOK!
PLEASE LET US KNOW HOW WE CAN IMPROVE IT!
YOUR FEEDBACK IS ESSENTIAL TO US.

Contact us at:

M log'Sin@gmail.com

JUST TITLE THE EMAIL 'CREATIVE' AND WE WILL

GIVE YOU SOME EXTRA SURPRISES!

www.ingramcontent.com/pod-product-compliance
Lightning Source LLC
Chambersburg PA
CBHW081824200326
41597CB00023B/4382